# COMMENT ON DÉFEND

## SA

# BOUCHE

## LA LUTTE

## POUR LA CONSERVATION DES DENTS

PAR LE

## D<sup>R</sup> Henry LABONNE

Licencié ès sciences

Officier de l'Instruction publique

---

Deux figures dans le texte

---

Prix : 1 franc

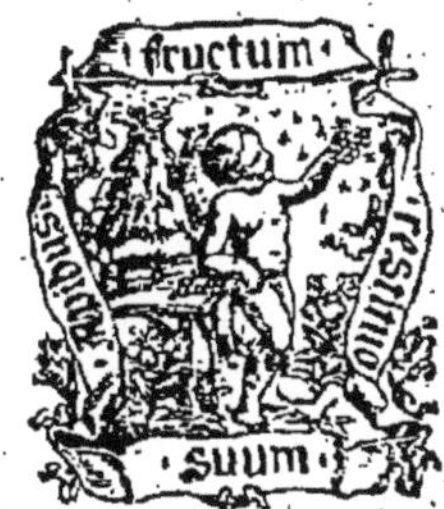


## PARIS

SOCIÉTÉ D'ÉDITIONS SCIENTIFIQUES

4, RUE ANTOINE-DUBOIS, 4

ET PLACE DE L'ÉCOLE-DE-MÉDECINE

COMMENT ON DÉFEND

# SA BOUCHE

La Lutte pour la conservation des Dents

# OUVRAGES DU MÊME AUTEUR

**Comment on défend ses poumons.** In-8° de 40 pages avec figures . . . . . . . . . . . . . . . . . . . . . . 1 f. »

**Des suites des Fractures de la Rotule et de leur thérapeutique.** In-8° de 100 pages (*épuisé*).

**La Crémation,** extrait des *Sciences biologiques à la fin du XIX<sup>e</sup> siècle,*

**L'Islande et l'Archipel des Fœrœrs** (3<sup>e</sup> édition), 52 figures. In-8° de 400 pages (*Paris, Hachette*) . . . 4 f. »

**Coup d'œil sur les idées dominantes en zoologie à travers les âges,** 3 livraisons des *Sciences biologiques.* . . . . . . . . . . . . . . . . . . . . . 3 f. 75

**Précis d'urologie clinique** (en collaboration avec L. Lematte) In-8° de 150 pages . . . . . . . . . . . 3 f. 50

**Comment on se défend du rhumatisme,** La lutte contre les douleurs et l'arthritisme avec 8 figures dans le texte. . . . . . . . . . . . . . . . . . . . . . . 1 f. »

**Comment on défend sa bouche,** la lutte pour la préservation des dents. . . . . . . . . . . . . . . 1 f. »

**Comment on se défend des maladies nerveuses,** la lutte contre les Névroses et la Neurasthénie, avec figures dans le texte . . . . . . . . . . . . . . . . . . . 1 f. »

# COMMENT ON DÉFEND

## SA

# BOUCHE

## *LA LUTTE*

## POUR LA CONSERVATION DES DENTS

PAR LE

## D<sup>R</sup> Henry LABONNE

Licencié ès sciences

Officier de l'Instruction publique

Deux figures dans le texte

Prix : 1 franc

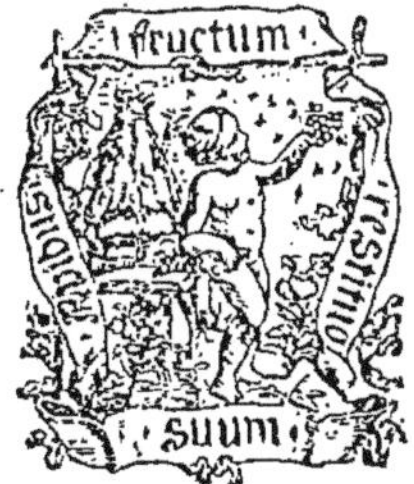


PARIS

## SOCIÉTÉ D'ÉDITIONS SCIENTIFIQUES

4, RUE ANTOINE-DUBOIS, 4

ET PLACE DE L'ÉCOLE-DE-MÉDECINE

# AVANT-PROPOS

Les poètes anciens qui ont si bien chanté la beauté physique : Catulle, Ovide, Horace, Martial s'indignent déjà contre les femmes qui négligent d'entretenir la propreté de leur bouche. Dans l'*Art d'aimer*, tous les secrets et les raffinements de coquetterie des dames romaines nous sont dévoilés et l'auteur recommande bien d'éviter « la mauvaise haleine qui, comme un souffle pestilentiel, met en fuite les amours ».

Si les parfums sont impuissants contre ces exhalaisons perfides, ajoute-t-il, que la jeune femme qui a cette fâcheuse infirmité se garde bien de parler de trop près à jeun !

J'affirme aux fidèles lecteurs de mes « Comment on défend » que tous ceux qui voudront bien écouter mes avis auront toujours l'haleine agréable et qu'ils conserveront leurs dents blanches et brillantes.

J'affirme même à ceux qui me lisent un peu tard qu'ils verront le mal cesser et les caries s'arrêter.

Mais il faudra suivre mes conseils à la lettre ; pénitence assez douce du reste, car chacun trouvera presque sous sa main les substances nécessaires à une antisepsie parfaite.

Je ne m'occupe pas, bien entendu, de l'haleine forte qui tient à d'autres causes, je reste cantonné dans l'hygiène des dents et de la bouche, comme le veut le titre que j'ai pris pour ce nouvel opuscule d'une collection qui n'a qu'un but : être utile au plus grand nombre.

Pour bien faire pénétrer un clou, le mieux est encore de frapper fort, aussi je n'hésite pas à juger sévèrement la plupart des dentifrices qui, non seulement, nuisent souvent à ceux qui s'en servent, mais encore entretiennent, par les prospectus qui les entourent, les idées les plus fausses.

Que le public veuille bien admettre comme absolument démontrée par toute une série de recherches à l'abri de l'erreur, cette vérité, la plus belle conquête du dix-neuvième siècle ! que toutes les fermentations, y compris la putréfaction, sont dues au développement de micro-organismes.

Les principes d'hygiène préventive et même curative, que nous allons exposer, seront donc avant tout basés sur la nature, le mode d'action et les fonctions de ces germes nuisibles. Les bienfaits de l'assainissement (1) de la bouche sont des plus importants; grâce au système antiseptique toute inflammation est supprimée, l'acte de la mastication si utile à l'estomac maintenu dans toute son énergie, et la salive préservée de toute altération.

Je n'oublierai pas non plus d'indiquer les moyens de favoriser l'action dévorante des bienfaisantes cellules appelées « Phagocytes » ou mangeuses de microbes, si l'on veut bien me permettre une expression réaliste, certes, mais caractéristique.

(1) *Magitot* affirme que la dent cariée est la porte d'entrée pour la Nécrose phosphorée, et un auteur allemand a soutenu récemment que la Tuberculose suit souvent le même chemin.

# SA BOUCHE

*La Lutte pour la conservation des Dents*

---

## I

## Anatomie et fonctions de la bouche et des dents

La bouche est une cavité limitée en avant par les lèvres et les dents, en haut par la voûte du palais formée elle-même de la suture de deux os, sur les côtés par les joues, en bas par la langue, organe principal du goût, grâce à la muqueuse de sa face supérieure ; en arrière, la *luette* sépare incomplètement la bouche du pharynx qui conduit à l'œsophage.

Une *muqueuse* recouvre intérieurement les joues, tapisse les gencives, laisse de très bonne heure apparaître les *dents* et se continue directement, mais, en changeant de texture, avec la peau du visage.

En arrière, elle fait corps avec les muqueuses du tube digestif et des voies respiratoires d'où résulte une possibilité pathologique qu'il ne faut pas oublier : celle de l'extension des diverses maladies de la bouche aux parties voisines.

La muqueuse buccale présente de nombreux petits orifices, telle une passoire, par lesquels s'écoulent les produits de sécrétion des glandes qui dépendent de la bouche.

L'homme aspire sa boisson après y avoir trempé les lèvres; il se saisit des aliments solides avec les lèvres, les joues et les dents, mais à ce rôle ne se borne pas seulement la bouche, elle sert aussi au passage de l'air bien qu'il faille accorder la préférence au nez pour cette dernière fonction. Le nez joue, en effet, un rôle puissamment protecteur dans la respiration, il réchauffe l'air aspiré et le dépouille de ses impuretés grâce à ses cils vibratils. Conclusion : respirer par le nez autant que faire se peut.

*Des dents.* — Les dents sont des corps durs résultant du bourgeonnement de l'épithélium de la bouche et elles sont logées dans des trous (alvéoles dentaires) présentés par les deux os maxillaires supérieur et inférieur.

Comme je vise toujours, on le sait, à la clarté, j'invite le lecteur à examiner un maxillaire inférieur de veau la première fois qu'il en figurera une tête sur la table; on verra sous les dents déjà sorties comment se disposent les bourgeons mous qui représentent les futures dents. Cette leçon de choses vue me dispense d'une description anatomique difficile à saisir sans dessins.

Une dent se compose de trois parties : la *couronne* extérieure à la gencive, c'est-à-dire visible; la *racine*, implantée dans l'alvéole dentaire ; le *collet*, qui sépare ces deux régions ou, si l'on préfère, en est le point de réunion.

Un décollement au niveau du collet a de fâcheuses conséquences, car il permet aux microbes de pénétrer dans l'alvéole et de déchausser la dent qui est comme sertie par la gencive à cet endroit-là ; chimiquement, la dent se compose de sels et d'une matière organisée.

Une petite expérience vous le démontrera facilement : prenez une dent quelconque, plongez-la dans un acide dilué ; celui que vous voudrez, chlorhydrique, par exemple, vous la verrez devenir molle, parce que tous ses sels seront partis en combinaison avec l'acide et il ne restera plus qu'un *stroma* représentant la matière organique. Or, *la résistance des dents à la carie est en raison directe de leur teneur en sels*. Nous en déduisons plus loin des conseils pratiques que vous devinez déjà : il faut donner aux enfants des aliments calcaires et phosphatés.

*Anatomiquement*, une dent a quatre parties : 1° l'é-*mail*, couche blanche, nacrée et brillante recouvrant l'ivoire, composée primitivement de cellules prismatiques en piles calcifiées assez régulières. Cet émail est recouvert lui-même par une mince pellicule qui le préserve de l'attaque des acides contenus dans nos aliments ou dans leur assaisonnement, citron, vinaigre, etc ;

2° Au dessous de l'émail, on trouve l'*ivoire* ou *dentine* qui donne à la dent sa couleur et sa forme. Elle est perforée par de nombreux petits canaux qui contiennent chacun une fibrille molle jouant le rôle de nerfs bien qu'elle ne semble pas histologiquement de même nature.

C'est à cette fibrille molle qu'il faut rapporter la vive douleur que l'on ressent lorsque l'émail attaqué l'a laissée à nu exposée aux chocs et aux sensations extérieures. Rabelais, qui était médecin, décrit déjà le fait quand il conte que Gargantua le Géant, trouvant des ennemis cachés sous des feuilles de salade, éprouva un *mal atroce* parce que l'un d'eux, au moment de son repas, lui pénétra dans une dent creuse privée de son émail !

3° Le *cément* jaunâtre, qui enveloppait à l'origine toute la dent (la pellicule ou cuticule de l'émail n'en est que le reste), présente beaucoup d'analogie avec le tissu des os proprement dits et recouvre l'extrémité de la racine ;

4° La *pulpe dentaire* est la partie molle occupant la cavité ou *chambre pulpaire* de la dent, cavité qui se continue à travers la racine sous forme de canal ; elle est formée de tissu conjonctif au milieu duquel se ramifient des vaisseaux sanguins nourriciers, artères et veines et un filet nerveux qui fournit à la dent son extrême sensibilité. Ce sont ces filets nerveux que le dentiste arrache, brûle ou détruit avec des caustiques quand il veut soit guérir l'atroce douleur, soit plomber ou aurifier.

Après cette opération. comme après une destruction naturelle qui a fait mourir la pulpe, la dent, sans vitalité, prend une teinte bleuâtre spéciale.

La mâchoire humaine supporte trois espèces de dents : les *incisives* à couronne tranchante et à faible racine destinées à couper ;

Les *canines* à couronne conique et à longue racine, destinées à déchirer;

Les *molaires* à couronne aplatie, à racine simple ou ramifiée destinées à broyer ou à moudre.

On nomme *prémolaires* celles qui sont en avant, comme le nom l'indique, et qui sont caractérisées par une couronne plutôt petite et par une seule racine ; les *grosses molaires* possèdent une couronne large et une racine ramifiée.

Le nombre des dents est constant pour une espèce animale et se compose de trente-deux chez l'homme adulte, ce qui se traduit par la formule suivante qui se comprend d'elle-même.

Je la donne pour ceux qui aiment à comprendre l'histoire naturelle.

$$I = \frac{2}{2}; \quad C = \frac{1}{1}; \quad M = \frac{5}{5} = \frac{2\,p\,m \times 3\,g\,m}{2\,p\,m \times 3\,g\,m}$$

La formule dentaire de l'enfant qui n'a que vingt dents

$$\text{est} : I = \frac{2}{2}; \quad C = \frac{1}{1}; \quad M = \frac{2\,p\,m}{2\,p\,m}$$

Nous en savons maintenant assez pour aborder les questions franchement hygiéniques ou curatives et nous étudierons dans le chapitre deuxième : La bouche chez l'enfant.

## II

# La bouche de l'enfant, son hygiène. Les accidents de la 1re dentition.

Dès le troisième mois après la conception, les dents commencent à se former dans l'espèce humaine et jusqu'au jour où l'enfant naîtra leur évolution, leur bonne nutrition dépend exclusivement de la constitution de la mère. Celle-ci doit donc prendre au moins le régime normal, c'est-à-dire un kilog. et demi environ d'aliments solides en deux ou trois repas à intervalles réguliers et autant que possible identiques. Aux natures débiles, je conseille le sirop de chlorhydrophosphate ou de lactophosphate de chaux du Codex, une cuillerée à soupe (20 grammes) qui contient 0 gr. 25 cg. de phosphate assimilable. Une ou deux par jour.

Mais l'enfant est né, à quelle époque commencera l'apparition des dents de lait ? Vers le sixième mois.

Existe-t-il des soins spéciaux à donner? Oui. Il faut après les tétées nettoyer la bouche avec un petit linge bien propre enroulé autour du petit doigt et trempé dans de l'eau de Vichy naturelle ou même artificielle. L'eau de Vichy artificielle se prépare en mettant 4 grammes de bicarbonate de soude (sel de Vichy) à dissoudre dans une bouteille d'eau bouillie.

Il faut prendre soin de ne pas laisser le lait former du fromage en somme sur les gencives et dans les replis de la muqueuse. Un autre but à atteindre est de rendre aseptiques le sein de la nourrice ou la tétine du biberon en les lavant bien dans de l'eau également bouillie, dans laquelle on pourra laisser tomber, après refroidissement, quelques gouttes de menthol Van Denn, essuyer l'un ou l'autre avant d'y laisser appliquer la bouche de l'enfant. Nous condamnons absolument la coutume de donner à sucer des hochets, des bâtons de racine de guimauve, des corps durs ou même les doigts. Ces objets divers, constamment humides, ramassent facilement toutes sortes de poussières et d'éléments infectieux qui seront transportés sur la muqueuse buccale, dégluties ou conduites aux voies respiratoires.

L'éruption des dents de lait se termine vers l'âge de trois ans, il existe un intervalle de repos de trois à six ans. Je ne connais pas de théorie plus dangereuse, de superstition, car c'en est une véritable, c'est plus qu'un préjugé, que celle de l'influence morbigène de l'éruption des dents. Elle couvre d'une étiquette fausse, laissant les parents dans une inaction des plus funestes, toutes les maladies de l'enfance.

L'enfant est en torpeur, ne demande pas le sein, c'est les dents ; a-t-il de la dyspepsie, des vomissements, de la diarrhée, voire du choléra infantile, de la constipation, de la laryngite, de la bronchite, de la pneumonie, de l'anémie, c'est les dents, et toujours les dents.

Et les animaux, qui présentent eux aussi des phénomènes bronchiques, intestinaux, nerveux dans le jeune âge, pourquoi ne dites-vous pas que ce sont les dents et allez-vous chez le vétérinaire ?

Appelez donc le médecin qui ne méconnaîtra pas, lui, ni l'importance, ni la gravité de la maladie du bébé, ne l'attribuera pas, comme la nourrice, aux dents, mais soignera, selon l'art.

Je ne vais pas, cependant, jusqu'à nier que l'issue d'une dent ne soit normalement accompagnée d'un malaise léger constitué soit par des accidents locaux, soit par de légères manifestations générales.

Il y a bien un peu d'inappétence, de salivation, de contraction des muscles de la petite figure, de grimaces plaintives; mais ces symptômes passagers ne méritent vraiment pas le nom de maladie (1).

Quant aux dentitions anormales, c'est une autre affaire et nous allons les examiner.

L'évolution peut être *avancée* ou *retardée*. On sait que Guillaume le Bâtard et Louis XIV, deux conquérants, deux batailleurs, vinrent au monde avec des dents; Mirabeau en avait une et fut grand orateur, mais en revanche, que de nullités en ont eu aussi.

Bien placées, ces dents précoces ne nuisent pas et il faut se garder de les arracher, car elles ne repousseraient pas et l'enfant en serait donc privé à l'époque du sevrage, de plus, leur avulsion peut être suivie d'hémorragies assez graves dans le follicule.

On doit être plus pessimiste en regard des évolutions retardées. Elles sont alors comparables à celle d'une dent de sagesse forcée de se faire jour dans un espace

(1) Consultez Poinsot, *Les accidents de la première dentition*. (Paris, Société d'éditions scientifiques).

insuffisant, par exemple, entre l'arcade dentaire et la
branche mouvante de la mâchoire inférieure. Il peut y
avoir des compressions, des inflammations et des réten-
tions de produits purulents ou septiques dans l'alvéole,
car la gencive oppose un grand obstacle à la sortie de
la dent.

Nous conseillons avec prudence de consulter en ce cas
un praticien expérimenté, qui débridera s'il le juge bon ;
car il ne faut pas porter le bistouri à la légère sur les
gencives d'un enfant dont les dents poussent, la plaie
pourrait se refermer et au lieu d'un tissu assez peu
résistant ou même lâche, ce serait une fibre cicatricielle
très dure que la dent aurait à vaincre et à user pour
sortir.

Le rachitisme exerce une influence certaine sur les
dents, c'est une cause fréquente d'arrêt dans l'évolution
dentaire ; la dentition, au contraire, est à peine modi-
fiée dans sa marche par les maladies intercurrentes.

---

## III

# Hygiène préventive pendant la deuxième dentition

La deuxième dentition se fait dans l'ordre suivant :

Premières grosses molaires, éruptives vers . 6 ans

Incisives centrales . . . . . . . . . . . . . . . . 7 ans
    —    latérales . . . . . . . . . . . . . . 8
Premières prémolaires . . . . . . . . . . . . 9 à 10 ans
Deuxièmes    —    . . . . . . . . . . . . . 11 ans
Canines. . . . . . . . . . . . . . . . . . . . 11 à 12 ans
Deuxième grosse molaire . . . . . . . . . . 12   13
Troisième    —    . . . . . . . . . . 18   25

Tel est le tableau type. Mais l'évolution ne se fait pas toujours dans un ordre aussi parfait; les dents de lait peuvent persister jusqu'à un âge avancé. Je dirai même que, lorsqu'une de celles-ci vient à se carier, il faut la conserver le plus longtemps possible en arrêtant le développement de la carie par une obturation parfaite. L'extraction effectuée à une période assez éloignée de la deuxième dentition est suivie d'une cicatrice osseuse, qui obture la porte de sortie réservée à la dent permanente; si cependant une dent définitive pousse sous la dent de lait et que celle-ci imprime à la première une direction vicieuse, il ne faut pas hésiter à arracher la dent temporaire.

Conclusion : examiner très souvent la bouche des enfants puisque carie ou déviation peuvent être guéries.

Au point de vue physiologique, on connaît les phénomènes qui se passent dans la bouche : la mastication, la salivation, la gustation.

Au point de vue esthétique, qu'ai-je besoin de rappeler qu'une bouche saine avec des dents bien rangées est une des plus belles parures du visage? Une dentition complète, c'est presque un brevet d'éternelle jeunesse;

tandis que des brèches, en permettant aux muscles releveurs ou abaisseurs d'exagérer leur action, donnent même aux adolescents un aspect vieillot et ridé ; c'est donc une nécessité de combattre les nombreux effets d'une dentition défectueuse et, avant de passer brièvement en revue les diverses maladies qui menacent nos organes masticateurs, je vais entrer dans le vif de mon sujet : indiquer par quelle méthode infaillible, pour peu que l'on s'y prenne à temps, on assure l'antisepsie buccale partant la conservation des dents. Le chapitre des affections sera destiné à ceux qui n'ont pas eu la bonne fortune de naître dans un milieu soucieux de l'hygiène.

Quand vous inspectez votre bouche, le matin au réveil, qu'y voyez-vous surtout au collet des dents ? un enduit blanchâtre, crémeux, comme sébacé, formé d'une part par certaines excrétions des gencives, de l'autre par la fonte ou la desquamation de l'épithélium de revêtement de la muqueuse buccale et si nous prenions le microscope, nous apercevrions un monde grouillant de microbes dans ce blanc impur.

Supposez que nous le laissions en place et que notre vitalité soit un peu amoindrie par des maladies générales ; alors nous verrons apparaître un liseré rouge sur le bord des gencives, une odeur repoussante de l'haleine, des décollements, des déchaussements, du pus même qui sortira sous la seule pression des doigts et vous pensez bien que tous ces micro-organismes, que toutes ces toxines produites par les fermentations buccales, la *bouche est le paradis des fermentations,* déglutis iront intoxiquer le tube digestif tout entier et empoisonner l'organisme. Prenons donc bien vite la brosse et, comme nous le ferions pour des pucerons qui menaceraient les arbres de notre jardin, frottons avec énergie et adresse.

Mais il y a un choix à faire dans les brosses : elles doivent être dures et avoir des crins disposés en rangs assez écartés les uns des autres pour que l'on puisse les nettoyer facilement ; enfin, il est inutile d'insister sur la solidité des soies outre qu'il est fort désagréable de les sentir vous étrangler le gosier, voici ce que je détache du *Journal médical de New-York* :

« En opérant un malade atteint d'une typhlite, un chirurgien américain n'a pas été peu surpris de découvrir, comme cause de l'inflammation, une soie de brosse à dents, qui s'était engagée, dans l'appendice vermiforme. »

A cet accident, d'une gravité parfois mortelle, viennent se joindre les désagréments qui peuvent résulter de l'immobilisation des soies entre deux dents ou bien de leur pénétration dans le larynx.

Il est bon aussi que la courbure du manche de la brosse soit anatomiquement disposée pour suivre celle des mâchoires et aller bien au fond jusqu'aux dents de sagesse.

Les brosses Van Denn ont toutes les qualités voulues. Sur dix lecteurs, je gagerais que neuf se brossent les dents dans le sens horizontal seulement ; après m'avoir lu, vous comprendrez qu'il faut aussi se brosser dans le sens vertical, en dedans comme en dehors, contournant chaque dent de façon à pénétrer dans tous les interstices dentaires.

Avec quoi se brosser ? avec du savon d'abord ? Oui, madame, du savon, et le vulgaire produit de Marseille n'est pas le moins bon ; du savon au menthol Van Denn serait encore mieux, car il ferait de l'asepsie en même temps que de l'antisepsie ; mais, à défaut, prenez le pain que vous aurez sous la main, savonnez tout, la mousse vous semblera d'abord nauséeuse, mais bientôt vous vous y habituerez, et je vous prédis que vous éprouverez le besoin de cette toilette intime si des soucis au réveil vous la faisaient oublier. Aussitôt après le savonnage qui a bien détergé la muqueuse, émulsionné les corps gras, dissous les résidus vous vous rincez deux ou trois fois avec de l'eau tiède préparée ainsi : une cueillerée à bouche de menthol Van Denn versée dans un grand verre d'eau.

Le menthol n'est pas seulement flatteur au goût comme les autres dentifrices, qui ne sont qu'agréables, mais il est absolument antiseptique sans attaquer ni les dents, ni la muqueuse buccale.

Vous pouvez ensuite terminer cette toilette, si vous êtes chez vous, par quelques pulvérisations de menthol dans les proportions indiquées ci-dessus et dirigées jusqu'au fond du pharynx ; vos cordes vocales s'en trouveront bien, mais l'influenza (1), la grippe ou les rhumes fort mal.

Après les repas, quelque minimes qu'ils soient, il

(1) Lire, par le même auteur, *Comment on se défend de l'Influenza.* Paris, Société d'Éditions scientifiques (1900).

faut user du cure-dents pour enlever les résidus alimentaires, puis procéder comme ci-dessus ; chez l'enfant,
le cure-dents sera avantageusement remplacé par un fil
de caoutchouc rigide qui s'étire assez facilement pour
passer entre les dents même serrées. Le soir surtout, il
faut recommencer, car les lésions des dents ou de la
muqueuse se produisent facilement pendant le sommeil
alors que les phagocytes dorment aussi peut-être? et
que, en tout cas, les fonctions buccales et la sécrétion
salivaire sont amoindries.

Quiconque observe les règles d'hygiène buccale que
je viens de donner, gardera ses dents, verra sa salive
conserver ses qualités normales et possédera toujours
une haleine saine et fraiche.

Pour ce dernier postulatum, il ne sera pas mauvais
non plus d'aspirer par le nez de l'eau tiède additionnée
de quelques gouttes de la dissolution du menthol Van
Denn.

Dès l'âge de quatre ans, on peut habituer les enfants
à se laver la bouche aussi bien qu'on les oblige à se
laver les mains; et les parents devront exiger des direc-
teurs de collège ou de pension qu'ils veillent à ces soins
de propreté.

La bouche des élèves devrait être soumise au moins
chaque mois à l'examen d'un dentiste sérieux, mais
hélas, cela ne se passe presque nulle part, aussi dès
l'âge de seize à vingt ans, beaucoup de dentitions sont
déjà perdues. Or, l'élève, qui travaille du cerveau plus
qu'il ne le devrait ordinairement, n'a qu'un temps
restreint pour manger, que deviendra son estomac s'il

ne mâche pas ? Il entrera en révolte et un jeune dyspeptique de plus sera créé.

Nous allons maintenant examiner, dans le paragraphe suivant, les anomalies dentaires avant d'étudier les maladies.

---

## IV

## Anomalies dentaires

G. Viau dans *le Guide Pratique des Sciences médicales* a proposé la classification suivante que j'adopte car elle est très simple : *anomalies* de forme; anomalies de nombre; anomalies de siège et de disposition; anomalies de structure.

**Forme**. — Une anomalie bizarre, mais peu commune, est celle de l'inclusion d'une dent développée à l'intérieur d'une autre; une plus fréquente, connue sous le nom d'*odontome*, consiste en une tumeur de tissu dentaire normal greffée aux dépens d'une dent lors de sa formation. Deux remèdes selon que les odontomes sont mobiles ou fixes : dans le premier cas, on les arrache comme on ferait d'une dent; dans le deuxième, on résèque la partie alvéolaire avant de procéder à l'avulsion.

**Nombre**. — Les dents peuvent être plus ou moins nombreuses que normalement : il est assez fréquent de voir des incisives ou des prémolaires surnuméraires et assez commun aussi de constater l'absence de canines ou de petites molaires. On a souvent signalé des poussées de dents tardives chez des vieillards, mais je crois qu'il y a lieu d'accorder beaucoup au côté légendaire de la question.

**Siège et disposition.** — Ces anomalies sont les plus importantes, car on peut affirmer, avec le docteur Bruneau, que neuf fois sur dix, dans les races supérieures, les mâchoires ont un développement insuffisant pour permettre à trente- dents de se disposer d'une façon régulière.

« Elles sont même parfois si étroites (1) qu'elles présentent la forme d'un V, Aussi, voit-on dans de pareilles bouches, les dents du milieu imbriquées comme les tuiles d'un toit; celles des côtés repoussées tantôt en dehors, tantôt en dedans; les canines se placent en surdents et il est rare que les dents de sagesse fassent leur éruption sans être accompagnées d'accidents graves.

« Dans cette mauvaise disposition des dents, réside une des causes principales de la carie. Est-il possible, en effet, de nettoyer de pareilles bouches? N'y a-t-il pas mille anfractuosités d'où il est impossible de déloger les résidus alimentaires, où le tartre vient s'accumuler à plaisir? Qu'une dent se prenne et le début de la carie

(1) Docteur Bruneau, *Hygiène pratique de la bouche et des dents*. Paris. Sociétés d'éditions scientifiques.

passe le plus souvent inaperçu. Quand la douleur vient plus tard révéler son existence, ce n'est plus une, mais deux dents qui sont atteintes et atteintes profondément. »

On remédie à ces malformations par des appareils à pression qui font place aux dents en les amenant dans une situation plus régulière ou en sacrifiant une ou deux dents permanentes. L'arcade dentaire ne souffrira pas de cet holocauste, car l'espace laissé vacant par l'avulsion, même double, sera vite comblé : une année ne sera pas écoulée qu'il faudra compter les dents pour constater s'il en manque.

**Structure.** — La plus commune et la plus notable des anomalies de constitution concerne l'émail qui est comme corrodé.

Sur la surface des couronnes saines, c'est-à-dire non cariées, on voit une série de lacunes, de raies, ou de sillons et la couche d'émail est si mince, si mince, qu'on ne la distingue qu'à peine à l'œil nu. Ordinairement cette lésion porte sur les incisives et sur les canines. Elle se développe à la suite de troubles de nutrition et il ne faudra pas hésiter à donner beaucoup de phosphates aux enfants et aux adolescents qui présenteront ces stigmates de dégénérescence.

# V

## Maladies des dents
## Hygiéne alimentaire

*Premier axiome.* — La plupart des gingivites et des stomatites sont dues à la présence du tartre qui s'oppose absolument à la réalisation de l'antisepsie de la bouche surtout quand il s'accumule au collet. Quel est donc ce corps et d'où vient-il ?

C'est une substance minérale formée aux dépens de la salive, sa coloration va du blanc teinté au jaune safran et même au vert, parfois friable et facile à enlever, il est en d'autres cas dur comme le roc et j'ai entendu des personnes prétendre qu'il fallait bien se garder de le détruire parce qu'il consolide les dents ! à rapprocher n'est-ce pas de l'histoire de cette femme de chambre qui prétendait raccourcir la robe de sa maîtresse du noir de l'ongle ! ou encore des bonnes gens de campagne qui laissent précieusement une calotte de crasse sur la tête de l'enfant prétendant qu'elle protège et le crâne et les cheveux.

Voici la composition du tartre :

Phosphate de chaux ................    80 grammes

Mucus .......................  .......    13    —

Ptyaline. ..........................     1    —

Matières animales solubles dans les aci-

des .............................      6    —
                                    ———————
                                      100    —

Il se dépose de préférence sur le face linguale des dents de la mâchoire inférieure aux endroits où viennent s'ouvrir les conduits des glandes salivaires.

Voici comment G. Viau conseille d'agir pour enlever le tartre, opération absolument utile et indispensable.

1° Procéder avec beaucoup de douceur ; 2° attaquer le tartre en dessous : fragmenter les masses volumineuses et dures ; 3° l'enlever complètement, non seulement sur la surface des dents, mais au niveau de leur collet ; tant qu'il reste de la gingivite localisée, le nettoyage est imparfait ; 4° se garder de gratter les dents ou de les nettoyer à l'aide de préparations acides ; 5° après que le tartre est détaché, polir les surfaces dentaires avec la pierre ponce et de petites tiges de bois tendre ; 6° faire rincer la bouche avec de l'eau chaude aromatisée avec un peu d'eau distillée de lavande, de menthe ou mieux de menthol ; 7° faire un nettoyage complet des instruments avant de s'en servir et après qu'on s'en est servi, de manière à les rendre rigoureusement aseptiques. Extrait de l'*Idéal Guide pratique des Sciences médicales* (Paris, Société d'éditions scientifiques).

Mais de toutes les maladies qui peuvent atteindre les

dents, la plus commune c'est la *carie*, je la passerai cependant sous silence car ce serait torturer inutilement le patient que de lui conseiller de se soigner lui-même : qu'il aille au plus vite chez un bon dentiste dont l'art paraît alors miraculeux et voici pourquoi. La douleur atroce est causée par l'étranglement de la *pulpe* dentaire enflammée, seul l'acier du praticien, peut ouvrir la dent pour donner issue aux gaz, voire au pus ou au sang qui pressent sur les filets sensibles du nerf. Mais en revanche je vais brièvement rappeler les conséquences immédiates ou lointaines de cette même *carie* dentaire, car elles sont du domaine médical.

Ce sont les fluxions, les abcès alvéolaires, les névralgies et le trismus ou contraction des mâchoires.

On nomme *fluxion* la tuméfaction d'une partie du visage causée par un accès de mal de dent dans les caries arrivées à leur dernier degré. C'est une congestion accompagnée d'œdème gazeux consécutif à la formation du pus.

On se trouvera bien de gargarismes au menthol Van Denu étendus d'eau tiède et gardés longtemps dans la bouche, du côté où siège le mal ; dès que le pus sera sorti, naturellement la fluxion se dissipera, mais si l'œdème dure longtemps il faut admettre l'existence d'une collection purulente dans la profondeur des tissus et la faire drainer par le bistouri d'un praticien le plus vite possible.

Que de personnes sont défigurées par de vilaines cicatrices provenant d'abcès qui se sont ouverts au dehors au lieu de se frayer un chemin dans l'intérieur de la bouche.

*Abcès alvéolaires* se définissent d'eux-mêmes ; le seul remède est l'avulsion de la dent malade suivie d'injections altérantes de teinture d'iode diluée ou de *chloro-menthol*.

*Névralgies* voir notre brochure « *Comment on se défend des maladies nerveuses* ».

*Constrictions ou trismus* des mâchoires, ne réclament elles aussi, qu'un seul mode de traitement si elles sont d'origine dentaire, l'avulsion de la dent.

Il existe encore une inflammation spéciale des gencives qui rentre dans le cadre nosologique des maladies de la bouche.

C'est la *gingivite expulsive* ou *arthro-dentaire* infectieuse caractérisée par une suppuration abondante et l'usure de l'alvéole qui suit rapidement la chute des dents. Cette *gingivite expulsive* est très contagieuse et peut se transmettre par la brosse à dents ; les arthritiques en sont assez souvent atteints. Son traitement consiste en badigeonnages à la teinture d'iode diluée, enlèvement de toutes les causes locales, savonnage des dents au menthol, lavages avec les eaux alcalines qui détruisent l'action nocive de la salive *acide* au lieu de rester *neutre,* comme elle le devrait.

### Hygiène alimentaire.

Les notions que je vais donner sont les plus importantes, il est, en effet, bien prouvé que les anciens, qui ne connaissaient pas le sucre et qui ne faisaient pas non plus, comme nous, abus de vinaigre, avaient de plus belles dents et les conservaient plus longtemps.

Les fruits acides, le raisin, le vinaigre, les sucreries altèrent l'émail.

Il y a du vrai dans cette menace souvent adressée aux enfants : « Tu croques des bonbons, ça te fera tomber les dents ! »

Les buveurs de cidre ont, en général, une dentition détestable. Savez-vous à quoi tiennent ces méfaits ? A ce que sirops, bonbons, cidre, alcools, liqueurs sont souvent absorbés entre les repas et qu'ils engendrent de ce fait des fermentations acides.

Il en va de même pour le chocolat que l'on donne au goûter des jeunes enfants dont les dents ont une résistance inférieure à celle de l'adulte.

Mais si l'on prend le soin de se nettoyer la bouche après les repas, on peut affirmer que les aliments, quels qu'ils soient, n'auront pas d'action nuisible durable sur les dents. Ce *même soin* est indispensable aux fumeurs qui détruiront par des lavages fréquents l'action nocive du tabac.

## VI

# Accidents de la dent de sagesse

De dix-sept à vingt-cinq ans, apparaît la troisième ou dernière molaire, dite *dent de sagesse;* chez le plus grand nombre, l'éruption de cette dent peut être normale et passer inaperçue; chez d'autres, elle est pénible et s'accompagne d'accidents plus ou moins graves, dangereux même, surtout à la mâchoire inférieure. Les symptômes morbides proviennent d'un développement trop faible du corps de l'os.

C'est en effet quand la dent de sagesse se trouve resserrée entre l'avant-dernière molaire et la branche montante de la mâchoire inférieure qu'elle s'arrête, après avoir rompu la gencive qui la recouvrait, et qu'elle peut demeurer inerte plusieurs mois, voire des années, jusqu'à ce que des accidents inflammatoires ou nerveux obligent à en faire l'avulsion.

Dans certains cas extrêmes il se fait, dit Sewill, des décollements, des gangrènes, des collections s'ouvrent dans le vestibule de la bouche, d'autres perforent les joues vers l'angle de la mâchoire ou même au voisinage de la commissure labial.

Le soulèvement de la muqueuse, qui forme à la dent une véritable coiffe au moment de l'éruption, donne asile à tous les résidus de la bouche, ce sont ces résidus qui occasionnent une irritation continue et qui produisent à la longue des ulcérations.

Bientôt des lambeaux de gencives et la couronne de la dent de sagesse baignant dans le pus sont le point de départ d'accidents qui se propagent aux ganglions du cou, au plancher de la bouche, aux piliers du voile du palais, aux amygdales.

Les indications thérapeutiques sont faciles et indiscutables : il faut exciser et cautériser ou arracher selon le cas.

Mais l'on aurait pu éviter tous ces accidents en sacrifiant quelques dents chez l'enfant. En tout état de cause il est nécessaire de faire l'antisepsie rigoureuse de la bouche pendant la sortie de la dent de sagesse selon les préceptes que j'ai tracés plus haut ; c'est-à-dire savonner celle-ci plusieurs fois par jour, ne pas la laisser en contact avec aucun détritus alimentaire, mais au contraire la baigner de menthol étendu d'eau tiède.


# VII


## Maladies de la Bouche. — Stomatites. Muguet.


Généralement peu graves, les maladies de la bouche ont cependant leur importance car elles influent sur la digestion et, d'autre part, elles peuvent occasionner la fétidité de l'haleine. Connues sous le terme générique de stomatites on les divise en érythémateuses, aphteuses et ulcéro-membraneuses.

*Stomatite érythémateuse* déterminée par toutes les irritations chroniques ou mécaniques des muqueuses : abus du tabac, alcool, nourriture défectueuse, caries dentaires, tartre, appareils de prothèse mal faits, brûlure par liquide bouillant, elles donnent lieu à une desquamation suivie d'une douleur cuisante exagérée par les acides, la mastication, le chaud ou le froid, on observe en même temps une abondante salivation, un état pâteux de la langue, la perte du goût, la fétidité de l'haleine.

Les gencives et la face interne des lèvres qui ont un aspect vernissé, sont rouges et parsemées de plaques blanchâtres alternant avec de petites ulcérations.

Traitement. — Supprimer les causes d'irritation locale quand on les a trouvées, se laver avec du menthol étendu d'eau et se badigeonner avec le collutoire suivant :

> Borate de soude   10 grammes.
> Glycérine . . . . . 100       —

je donne aussi volontiers la potion suivante :

> Chlorate de potasse   4 grammes.
> Sirop de menthe . . . 30       —
> Eau bouillie . . . . . . 70       —

par cuillerées à soupe dans la journée.

*Stomatite aphteuse* (aphtes) commune, épidémique, contagieuse ; semble parfois due à l'usage du lait de vaches malades de la fièvre aphteuse ou cocotte. (Lire à ce sujet dans la série de nos comment on défend « Fabius de Champville » *Comment on défend son bétail*). Se manifeste surtout au printemps et à l'automne, plus fréquente aux deux âges extrêmes de la vie, cause beaucoup d'effroi aux mères ; débute par un soulèvement de la muqueuse, se continue par une éruption confluente ; finit par ulcération et cicatrisation ; peut durer dans les cas graves de cinquante à soixante jours, l'éruption se faisant par poussées successives.

Mais la durée moyenne de la maladie est d'environ dix jours.

**Traitement.** — Collutoire émollient au début, puis astringent après l'ulcération ; toucher les aphtes avec de l'éther ou les cautériser légèrement avec un crayon de sulfate de cuivre, je donne cette dernière indication qui m'est personnelle comme étant de choix.

*Stomatite ulcéro-membraneuse.* — C'est la maladie buccale des prisons, des hôpitaux, des casernes, parfois des lycées.

Au commencement grande douleur au niveau de l'angle de la mâchoire, sensation de chaleur sèche dans la bouche, salivation intense parfois striée de petits filets de sang ; état général marqué par de la courbature, mal à la tête, nausées, vomissements, diarrhée. La langue est rougeâtre, tuméfiée comme la muqueuse qui tapisse les lèvres ou les joues. Ensuite surviennent les ulcérations qui se voient partout dans la bouche mais qui ne se montrent le plus souvent que d'un seul côté; elles sont grisâtres à bords déchiquetés, décollés et à escarre adhérente ; les ganglions sous-maxillaires sont toujours pris. Avec un bon traitement, la stomatite ulcéro-membraneuse ne dure que huit jours. Mort possible mais très rare; guérison de règle.

**Traitement.** — Changer de milieu et donner ma potion au chlorate de potasse dont ci-dessus j'ai donné la formule, badigeonner avec le collutoire suivant :

<pre>
Glycérine neutre........  40 grammes
Chlorate de potasse......  10   —
Chlorhydrate de cocaïne..  15 centigrammes.
</pre>

(Formule du D<sup>r</sup> Labonne.)

Si plusieurs ulcérations s'étaient réunies en plaques il faudrait les cautériser avec du chlorure de chaux sec.

*Muguet* est une stomatite caractérisée par des productions blanchâtres répandues sur les gencives, la face interne des joues et la langue, productions parasitaires dues à la présence d'un champignon nommé oïdium albican qui a la propriété de pulluler avec la plus grande facilité et de se développer de préférence chez les enfants mal nourris ou élevés au biberon.

Au microscope on aperçoit facilement le mycélium et les spores. Sous l'influence du parasite le milieu buccal devient acide et rougit le tournesol, aussi le muguet cède-t-il facilement à l'emploi d'alcalins.

**Traitement.** — Nettoyer la langue avec un linge sec, puis laver la bouche avec de l'eau de Vichy ou de l'eau

de chaux *en se gardant bien des colluloires sucrés.*
Que mes lecteurs et même mes confrères n'oublient pas
que le parasite du muguet a besoin pour proliférer de
substances sucrées facilement acidifiables, à plus forte
raison ne pas sucrer le lait destiné à l'alimentation. Il
faut aussi laver à l'eau de chaux le mamelon de la
nourrice et passer le biberon dans l'eau bouillante.

A propos du muguet et bien que j'écrive surtout
pour les gens du monde, je ne puis m'empêcher de
signaler un beau travail tout récent du D<sup>r</sup> H. Grasset.

Il a démontré que les cultures de muguet inoculées
à des lapins ou à des cobayes, quel que soit le mode
d'expérimentation, produisent chez les animaux des
troubles variables avec l'origine du produit et détermi-
nent un empoisonnement général.

Voici deux figures, l'une d'une coupe de cœur mycosique, l'autre de rein mycosique (D<sup>r</sup> H. Grasset), on
voit bien les points noirs, les *granulations* dissociant
les fibres cardiaques et des *nodules* remplaçant dans
le rein les *glomérules* normaux.

Si je m'étends un peu à dessein sur le *Muguet* puisque
je lui concède deux figures, c'est que sa pullulation
dans la cavité buccale démontre bien que l'action du
fameux sulfocyanure de potassium de la salive est des
plus contestables pour ne pas dire nulle en tant qu'antiseptique. La salive agit surtout par son action méca-
nique, elle dilue les bactéries, les agglutine et les livre
à l'action destructive du suc gastrique en les précipi-
tant dans le tube digestif.

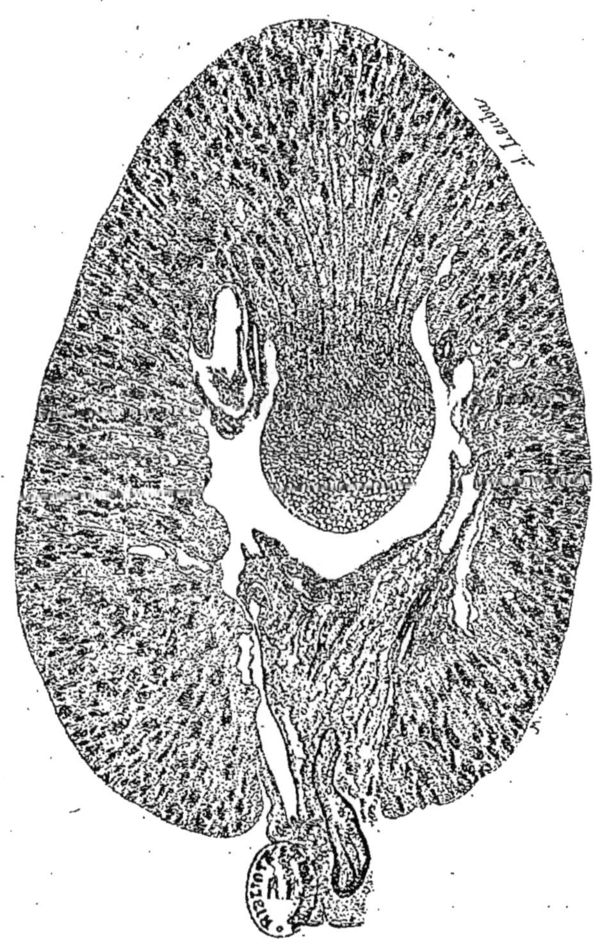


Coupe transversale du rein. — Grossissement: 4 diamètres.

*Lésions produites par le même Muguet que l'on trouve
dans la bouche.*

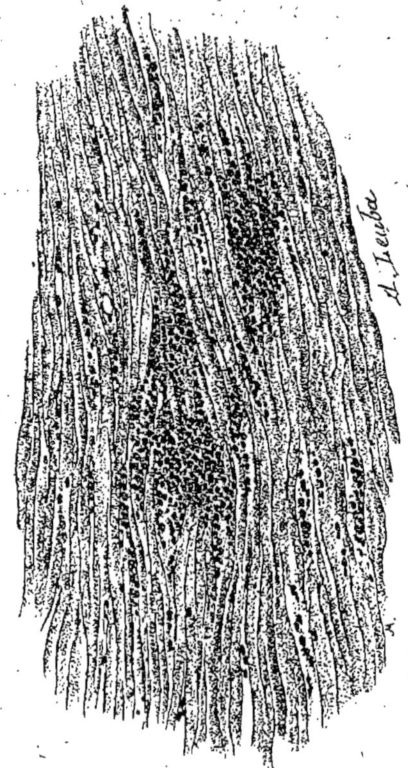

Cœur mycosique. — Oc. 2. Obj. 5.

*Lésions produites par le Muguet.*

# RÉSUMÉ

La plupart des maladies de la bouche et des dents sont évitables par l'hygiène qui comporte deux indications principales :

1º Le nettoyage complet ;

2º La destruction des microbes nuisibles ;

3º L'hygiène alimentaire.

Le nettoyage complet de la cavité buccale se fait au moyen du cure-dents, de la brosse et du *savon* en suivant à la lettre mes instructions.

La destruction des microbes nuisibles sera obtenue par l'emploi fréquent du menthol Van Denn, formule rationnelle et agréable.

L'hygiène alimentaire consiste à éviter le contact prolongé du vinaigre, des fruits acides, des bonbons, de l'alcool et du sucre en s'essuyant immédiatement les dents après succion ou absorption de ces condiments ou aliments.

Les grands fumeurs useront de la poudre dentifrice Van Denn spécialement préparée pour eux.

*Rien n'est plus efficace que le savon* et celui qui a trouvé cette indication a rendu le plus grand service à l'hygiène buccale et dentaire. La mousse savonneuse désagréable au début, paraîtra suave et fraîche après quelques matins où l'on en aura usé à jeun. Elle rend l'haleine fraîche et saine. La formule suivante, qui n'a qu'une action temporaire, mais permettra d'attendre la visite de l'homme de l'art qui soignera à fond la carie dentaire, est très efficace dans les rages de dents.

Acide phénique.................. ⎫
Chloral hydraté.................. ⎬ à 3 grammes.
Camphre......................... ⎪
Glycérine....................... ⎭

Sans trop serrer mettez l'ouate dans la cavité de la dent et laissez vingt-quatre heures en place.


FIN

# TABLE DES MATIÈRES

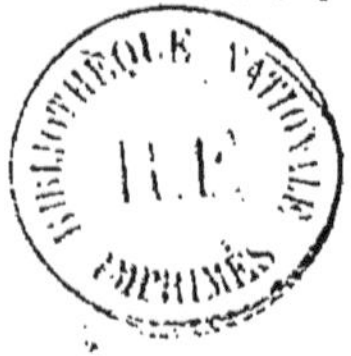

# SAVON « VAN DENN » AU MENTHOL

Chercher à mélanger l'utile et l'agréable pour le Savon, c'est ne rien faire de bon ; il faut sacrifier toute considération de parfum à l'antisepsie vraie, vigoureuse, absolue.

Voici pourquoi j'ai créé le savon au Menthol qui empêche toute contagion et revivifie les tissus au lieu de hâter leur mort, comme le font les parfums du commerce.

Etant donné que la qualité chimique du savon importe seule, j'affirme que tous sont nuisibles à la beauté du visage et de la main, parce que tous contiennent un excès de soude.

Or, par un procédé à moi, par le dissolvant du Menthol, j'ai paré à cet excès d'alcalinité.

Au surplus, le Menthol sent bon, son odeur est franche et saine.

**Dr VAN DENN**

Prix de la boîte de 3 Savons . . . . . 5 fr.

Prix du Pain . . . . . . . . . 1 fr. 75

*Envoi franco contre un mandat à M. le Directeur de la Société des Produits Hygiéniques VAN DENN, 21, rue Saint-Marc.*

Menthol Van Denn, Elixir dentifrice antiseptique

Poudres Dentifrices VAN DENN